MÉMOIRE

SUR

LA TRANSMISSION

DU VIRUS VÉNÉRIEN

DE LA MÈRE A L'ENFANT;

PAR P. G. VASSAL,

Ancien Chirurgien des Armées, Membre de la Société
médicale d'Emulation de Paris, et Secrétaire général
de celle médico-philantropique de la méme ville.

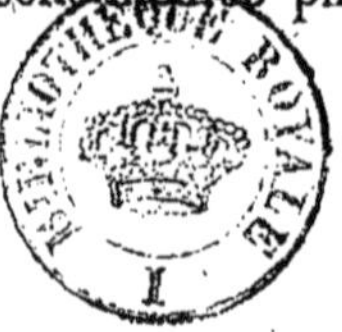

*Opinionum commenta delet dies ;
naturæ judicia confirmat.*

Cic. de nat. Deor.

PARIS,

IMPRIMERIE DE VALADE.

ET SE TROUVE

Chez { Méquignon l'aîné, Libraire, } rue de l'Ecole
{ Gabon, Libraire, } de Médecine.

Et chez l'Auteur, rue Grenier-St.-Lazarre, n°. 5.

1807.

[illegible]

[illegible]

[illegible]

[illegible] [illegible]

[illegible] [illegible]

[illegible]

[illegible]

[illegible]

AVANT-PROPOS.

La question épineuse que je
vais aborder exigerait, je le sais,
les plus profondes connoissances,
si on voulait lui donner tous les
développemens dont elle paraît
susceptible. Je ne me suis pas
non plus fait illusion sur les nombreuses difficultés qui pourront
se présenter dans le cours de cette
dissertation médicale, et j'avoue
qu'il y a peut-être de la témé-
rité de ma part de vouloir traiter une matière si délicate ; mais
je conviens aussi que j'ai moins
consulté mes faibles moyens que
le desir de me rendre utile, en
cherchant à répandre sur ce sujet
plus de clarté qu'il n'y en a eu jus-

qu'à présent , car à peine les auteurs ont-ils émis quelques opinions aussi vagues qu'incertaines.
Quoiqu'il en soit, je me ferai un
devoir de rapporter fidèlement le
sentiment de chaque écrivain. Cependant , malgré la vénération
qu'inspirent les travaux de ces savans , je discuterai leurs opinions
toutes les fois qu'elles me paraî-
tront l'exiger , et je me permettrai
de réfuter, avec autant d'égard que
de respect, celles qui ne s'accorde-
ront point avec la pratique. Heureux, si mon premier essai en médecine peut guider quelquefois les
gens de l'art dans une route presque inconnue , et si, par mes re-
cherches , je puis concourir à la
conservation de l'espèce humaine!

MÉMOIRE

Sur la Transmission du Virus vénérien de la Mère à l'Enfant.

Si l'on rapproche les divers sentimens des hommes célèbres qui ont traité de la syphilis des nouveau-nés, on voit qu'ils admettent deux modes de transmission ; le premier par génération ; le second par contagion ou absorption (1) ; et qu'ils sont intimement convaincus qu'il est essentiel que les parens aient des symptômes vénériens qui ne laissent aucun doute sur l'existence de cette affection , pour pouvoir la transmettre à leurs enfans ; d'où on est en droit de conclure que si au moment de la conception et pendant la gestation les parens n'ont aucune trace ostensible de syphilis, l'enfant sera à l'abri de cette contagion.

---

(1) Nous discuterons ce dernier mode.

Ce principe et la conséquence m'ont paru évidemment faux, parce qu'ils ne coïncident point avec la pratique ; et on sentira combien une pareille théorie doit être douteuse, quand on réfléchira que ceux qui ont écrit sur cette matière, chargés le plus souvent de la direction de quelque établissement public, n'ont pu observer que les effets concomitans de la syphilis, et jamais les effets subséquens. Aussi personne, jusqu'à ce jour, ne s'est spécialement occupé à rechercher si une femme atteinte de la syphilis et après avoir subi un traitement méthodique, était encore susceptible de transmettre ce virus aux enfans qui naîtraient d'elle par la suite. Telle est la question que je me propose de traiter dans le cours de ce Mémoire ; elle m'a paru d'autant plus importante, que la sécurité des gens de l'art et des parens devient toujours funeste aux enfans, qui, trop souvent, infectent leurs nourrices.

Le médecin philosophe, constamment

occupé de la recherche des causes des maladies, sera forcé de convenir qu'il est peu de matières en médecine qui offrent plus d'obscurité que la théorie des affections vénériennes. Quoique ce virus soit connu depuis plus de trois siècles, nous sommes aussi incertains sur son origine que sur son extinction totale; car malgré la foule de spécifiques préconisés pour l'extirper, aucun observateur n'a pu encore tracer une ligne de démarcation qui assure d'une manière incontestable la cure radicale de cette hideuse maladie. Telle est l'incertitude de la médecine dans le traitement de la plupart des affections chroniques : pallier les symptômes, assoupir pour un temps indéterminé l'action plus ou moins active de tel ou tel virus, voilà tout ce que peut l'art. C'est d'après cette vérité pratique, qu'il est possible de concevoir la propagation d'un virus, malgré qu'après sa disparition il ne reste aucun vestige apparent de sa préexistence : on peut, par la même raison,

concevoir la transmission du virus vénérien de la mère à l'enfant, quoique ce
virus semble anéanti chez la mère, à en
juger par l'harmonie parfaite qui règne
entre tous ses systèmes. Avouons fran-
chement que si la solution d'une pareille
question n'est pas impossible, elle offre
au moins des doutes difficiles à dissiper.

Si l'on veut se donner la peine de parcourir les annales de la médecine, on y
trouvera que la plupart des écrivains ont
démontré la transmission héréditaire des
virus dartreux, gouteux, scrophuleux, etc.
et que les observations pratiques recueil-
lies à ce sujet ont confirmé la justesse de
leurs opinions. Pourquoi douterions-nous
de la transmission du virus vénérien?
Ce virus, inconnu dans son essence,
mais appréciable par ses funestes effets,
et trop souvent caché dans l'économie
animale, serait-il moins susceptible de
développement, et moins transmissible
que les autres virus? je ne le pense pas;
et pour le prouver, je vais analyser suc-

cintement les ouvrages des savans praticiens qui ont traité de la transmission syphilitique de la mère à l'enfant. J'émet-
terai ensuite mon opinion , tant sur la
cure de cette maladie que sur son mode
de transmission : des observations cli-
niques qui m'ont été fournies par ma
pratique et par celle de quelques-uns de
mes confrères viendront à l'appui de ce
que j'aurai avancé , je terminerai en in-
diquant les moyens curatifs les plus convenables aux enfans qui apportent en
naissant le germe de la syphilis.

Je ne compulserai point les ouvrages
des anciens , ni les livres sacrés ; je n'y
trouverais que des données obscures et
incertaines sur la maladie vénérienne, et
aucune notion sur la transmission de ce
virus de la mère à l'enfant ; je ne rappor-
terai que le sentiment des écrivains qui
en auront fait mention.

Ambroise Paré connaissait parfaitement
bien l'affection syphilitique des nouveau-
nés. « Souvent , dit-il , on voit sortir les

» petits-enfans hors le ventre de leur
» mère, ayant cette maladie, et tôt après
» avoir plusieurs pustules sur leur corps ;
» lesquels étant ainsi infectés, baillent la
» vérole à autant de nourrices qui les al-
» laitent (1).

» Il n'y a rien d'étonnant, dit l'illustre
» commentateur des aphorismes de *Boer-*
» *haave*, si les enfans dont le père ou la
» mère a la vérole, naissent infectés de
» la même maladie. En effet, puisque
» le virus vénérien, mêlé aux humeurs,
» peut être porté dans toutes les parties
» du corps avant d'arriver à certaines au-
» tres, le fœtus vivant dans le sein de sa
» mère recevra perpétuellement des hu-
» meurs dépravées par l'infection de la
» mère ; et il pourra arriver qu'il porte
» déjà un foyer morbifique dans son sein
» avant que de naître. D'un autre côté,
» il est à remarquer qu'un enfant qui a
» été sain tant qu'il a été renfermé dans

____

(1) Œuvres d'*Ambroise Paré*.

» l'utérus, peut naître vicié par la maladie
» vénérienne , lorsqu'en restant au passa-
» ge, il est impregné de matières ichoreu-
» ses et putrides qui s'y trouvent (1) ».

Astruc , dont le nom fera toujours époque en médecine , s'exprime ainsi : « La vérole est héréditaire , et peut être
» transmise également au fœtus , et par
» le père , et par la mère ; par le père,
» en ce que les particules de la semence
» communiquent à l'embryon le virus
» vénérien dont elles sont infectées : et
» par la mère , en ce que fournissant
» pendant les neuf mois de la gestation
» la nourriture au fœtus , elle lui fait part
» en même -tems du mal dont elle est
» attaquée ».

Rosén , médecin suédois , qui le pre-
mier a tracé le tableau le plus exact des symptômes vénériens des nouveau-nés dit : « Si le père et la mère sont tous les
» deux infectés , il est naturel que les

----

(1) *Van-Swieten* , in aph. Boërrh, t V , §. 1441.

» enfans le soient aussi....... Il arrive que
» quelques enfans nés de parens gâtés,
» ne font apercevoir en naissant aucun
» symptôme morbifique , tandis que les
» autres sont manifestement atteints du
» mal ; ce qui dépend de ce que les pre-
» miers ont été conçus et sont nés tan-
» dis que le virus n'était pas mis en ac-
» tion , et que les seconds ont été en-
» gendrés dans des circonstances oppo-
» sées ».

Levret , qui dit fort peu de chose sur
la syphilis des nouveau-nés , n'a pu passer sous silence la transmission héréditaire du virus vénérien. « Personne ne
» doute aujourd'hui , dit-il , qu'un en-
» fant ne guérisse parfaitement au ventre
» d'une mère vérolée , si elle a été trai-
» tée méthodiquement pendant sa gros-
» sesse ; il n'est pas moins incontestable
» que lorsqu'un enfant vient à naître sans
» qu'une mère se soit fait guérir de cette
» maladie, il l'apporte en naissant ».

Fabre , qui était un excellent prati-

cien, pense, « que les enfans sont sus-
» ceptibles d'éprouver la maladie véné-
» rienne par la génération ou par la
» contagion.

» Dans le premier cas, c'est le père
» ou la mère qui, étant infectés de cette
» maladie, la communiquent à leurs en-
» fans ; dans le second, c'est une nour-
» rice gâtée qui, en allaitant un enfant
» sain, lui communique la maladie
» vénérienne avec le lait qu'elle lui
» donne ».

Swediaur, dans ses observations-pra-
tiques, s'exprime ainsi : « Les enfans
» gagnent la vérole pendant leur séjour
» dans la matrice ; c'est la syphilis *con-
» nata*, ou la vérole héréditaire, ou,
» ce qui paraît beaucoup plus fréquent,
» ils sont infectés pendant leur passage
» par le vagin attaqué d'ulcères véné-
» riens..... Une question de grande im-
» portance, dit-il dans son traité com-
» plet des maladies vénériennes, c'est
» de savoir si jamais un père infecté peut

» communiquer la maladie au fœtus par
» la semence pendant l'acte vénérien,
» ou si une mère vérolée ayant les par-
» ties dans un état de parfaite santé peut
» communiquer ce virus au fœtus dans
» l'utérus par la voie de la circulation ».

La première question a été résolue par un fait de pratique qu'il rapporte.

Quand à la seconde, il dit : « Que les
» enfans infectés, que lui et ses amis
» ont eu occasion d'observer, sem-
» bleraient fournir des preuves pour la
» négative ; que les divers symptômes
» vénériens qui affectent les nouveau-
» nés quelque tems après leur naissance,
» proviennent de l'infection que leur ont
» communiqué dans leur passage par le
» vagin de la mère, les ulcères qu'elle
» avait en cette partie ».

Jean Hunter croit que, « les nouveau-
» nés peuvent être infectés, les parties
» de la mère étant attaquées de la sy-
» philis. On peut cependant concevoir,
» dit-il ailleurs, comment il est possible

» qu'un enfant soit affecté dans le sein
» d'une mère vérolée , non pas par la
» maladie de la mère, mais par une
» partie de la même matière qui a in-
» fecté la mère elle-même , et qu'elle a
» absorbée , soit que cette matière dé-
» termine ou non les solides de la mère
» à l'action , il est possible qu'elle puisse
» passer à l'enfant aussi pure qu'elle a
» été absorbée ; et dans ce cas , elle peut
» affecter l'enfant de la même manière
» dont elle affecta la mère ».

Nisbeth , médecin d'Edimbourg, dont
l'ouvrage a été traduit en français par
M. *Petit-Radel* , s'exprime ainsi : « L'in-
» fection des enfans a lieu 1°. par la se-
» mence du père , moyen de transmis-
» sion suffisamment prouvé , puisque
» l'on voit tous les jours des enfans naître
» avec des signes de vérole confirmée ,
» lors même qu'il n'y a jamais eu le
» moindre signe d'infection du côté de
» la mère.

» 2°. Les enfans peuvent être im-

2

» pregnés du mal vénérien par le virus
» qui circule dans la masse générale, et
» qui est déterminé vers l'enfant sans
» affecter la mère, en traversant les dé-
» tours du placenta ». Ce moyen, ajoute
le traducteur, que *Nisbeth* ne regarde que
comme probable, doit paraître certain,
quand on considère que la contagion de
la petite vérole a passé au fœtus sans
affecter la mère.

« 3°. Le même effet est produit par le
» contact du virus dans le passage par le
» vagin lors de la délivrance ».

Mahon, dans ses œuvres posthumes,
en traçant le tableau des signes de la syphilis chez les enfans qui la contractent
dans le sein de la mère, dit : « Il est
» évident que la maladie vénérienne ne
» peut être communiquée aux enfans
» contenus dans l'utérus que par les pa-
» rens, soit que tous deux soient infec-
» tés, ou que l'un ou l'autre le soit seu-
» lement : les père et mère ont pu êtré
» traités de leur maladie, et le vice sera

» plus ou moins affaibli , quelquefois
» même il n'en reste aucune trace , et
» les parens qui jouissent d'une santé
» parfaite en apparence, n'en conservent
» pas moins un vice virulent qui infec-
» tera les enfans ».

D'après les divers extraits que je viens de rapporter , on peut se convaincre que presque tous les écrivains pensent qu'il faut que , pendant la gestation , les parens aient des symptômes ostensibles et bien prononcés de maladie vénérienne , pour pouvoir transmettre ce virus à l'enfant contenu dans la matrice.

Mahon est le seul qui ne partage pas entièrement cette opinion : il croit que , malgré que les parens aient subi un traitement mercuriel, et qu'il n'existe plus aucun vestige vénérien apparent , il est possible que ce virus ne soit qu'affaibli , et que transmis dans cet état au fœtus, il soit susceptible de produire chez lui les symptômes vénériens que l'on remarque chez les nouveau-nés peu de tems après leur naissance.

2 *

Quelques années avant la publication des œuvres posthumes de *Mahon*, ma pratique m'avait fourni plusieurs exemples si frappans de la vérité de cette opinion hasardée, que j'avais conçu le plan de ce mémoire, et l'avais même communiqué à quelques-uns de mes confrères. Mais avant d'émettre mon opinion, il est certaines propositions dont la solution m'a paru indispensable pour jetter plus de clarté sur l'objet qui nous occupe.

Les maladies, en général, ont leurs signes d'invasion, d'accroissement et de terminaison, de manière qu'à peu de chose près, le médecin-praticien indique souvent le jour où tous les symptômes doivent disparaître, et prévoit qu'elle sera l'issue de l'affection morbifique ; mais dans la syphilis peut-on déterminer quels sont les signes pathognomoniques qui indiquent l'extinction totale de ce virus ? Personne, jusqu'à ce jour, n'a pu en assigner aucun, parce qu'il n'en existe réellement pas. L'état du pouls et celui des excrétions fournissent-ils à l'homme de l'art des indices certains sur la quantité de médicamens qu'il doit administrer à chaque malade pour en obtenir la cure radicale ? Même doute. Le gonflement des gencives , le pthyalisme , la fétidité de l'haleine , et le sédiment des urines , sont, le plus souvent, des signes infidèles. Enfin, peut-on supposer que dans cette affection, la nature suive la même marche que dans les autres maladies , c'est-à-dire, que dès que les symptômes morbifiques n'existent plus, la guérison est assurée? Ce serait une supposition hypothétique ; car rien n'est plus incertain , ni plus équivoque que la durée et la terminaison de la syphilis ; et l'expérience journalière nous apprend que , malgré la disparition de tous les vestiges vénériens et la continuation d'un traitement méthodique , cette terrible affection reparaît fréquemment , peu de tems après , avec plus d'intensité qu'auparavant ; aussi ne trouve-t-on aucun praticien qui ait pu résoudre ces importantes questions ; et nous serons encore des siècles dans cette cruelle perplexité : nous n'avons sur cette ma-tière que des probabilités, mais aucune certitude réelle : ce que nous savons, c'est que la curabilité de la syphilis est toujours soumise à un traitement plus ou moins conforme à l'idiosyncrasie du su-jet, à son âge, et surtout à l'influence du climat.

Une considération non moins intéres-sante que les précédentes, est celle-ci ; s'il est vrai (comme on n'en saurait dou-ter) que toutes les maladies chroniques et la plupart des aiguës soient sujettes à des récidives plus ou moins éloignées, pourquoi la Syphilis jouirait-elle d'une prérogative exclusive? L'art possède-t-il un antidote assez puissant pour détruire constamment l'action délétère de ce poi-son vénéneux? Une pareille idée serait d'autant plus erronée, que la plupart des ouvrages et la pratique, fourmillent d'exemples, où ce virus, après avoir été détruit en apparence, est resté latent un long espace de tems, et s'est manifesté tout-à-coup, sans que l'individu se fût exposé de nouveau à la contagion ; dans ce cas, la cure est infiniment plus difficile, parce que le virus se montre sous des formes si éloignées de sa véritable, que l'observateur le plus attentif n'ose en soupçonner l'existence, L'observation suivante en fournit un exemple frappant.

Madame Catherine, âgée de 54 ans, d'un tempérament sanguin, fut affectée, vers la fin de pluviôse an 7, d'une angine tonsillaire du côté droit; l'intumescence de l'amygdale était considérable ; elle était accompagnée de douleurs lancinantes dans le conduit auditif interne, la face était enluminée, le pouls plein et vibrant, et les urines rouges. Des saignées, tantôt locales, tantôt dérivatives, un régime doux et humectant firent disparaître tous les symptômes inflammatoires; mais au commencement du troi-

sième septénaire de l'invasion de la maladie, la déglutition devint douloureuse;
la malade rendait tous les matins beaucoup de crachats muqueux, parmi lesquels on remarquait deux ou trois petits
lambeaux de chairs baveuses, la voix devint rauque; et au trente-deuxième jour,
la déglutition était presqu'impossible, les
liquides étaient rejetés par les narrines,
il y avait aphonie complette; en rame-
nant la base de la langue en devant,
j'aperçus une espèce de verrue qui pa-
raissait occuper une partie de l'épiglotte.
Ce symptôme me fit soupçonner une
maladie vénérienne, quoique l'âge de la
malade, sa moralité et celle de son mari,
eussent dû m'éloigner de cette idée; madame Catherine avoua qu'il y avait dix-
huit ans que son premier mari lui ayant
communiqué une syphilis qu'elle avait
négligée, fut atteinte d'une exostose vénérienne au sternum, dont elle avait été
parfaitement guérie, puisqu'elle n'avait
éprouvé, depuis cette époque, aucun

symptôme vénérien. Cet aveu confirma mon diagnostic ; un traitement méthodique qui dura trois mois, dissipa tous les accidens syphilitiques, et la malade jouit, depuis huit ans, d'une santé parfaite.

Enfin, une proposition qui ne me paraît pas plus facile à résoudre que les antécédentes, est celle-ci ; est-on parvenu, jusqu'à présent, à connaître comment le mercure agit sur l'économie animale, et particulièrement dans les affections vénériennes ? Est-ce par sa pésanteur spécifique, ou bien par la propriété qu'on lui attribue de se saturer promptement d'oxigène, et dès qu'il est ainsi absorbé par les lymphatiques cutanés, de laisser facilement l'oxigène à nu ? Est-ce en irritant les glandes salivaires et en provoquant un ptyalisme plus ou moins abondant ? Est-ce en augmentant le ton des exhalans et en provoquant par là des sueurs copieuses ? Ou bien, enfin, existerait-il une affinité particulière entre le virus vénérien et les préparations mercurielles ;

et par leur combinaison , en résulterait-il un nouveau composé, qui n'ayant plus aucune des propriétés de ces corps, ne pourrait plus exercer aucune influence pernicieuse sur l'individu infecté? Chacune de ces opinions a eu ses partisans comme ses antagonistes ; et malgré les nombreuses découvertes de la chymie moderne, nous ne connaissons pas mieux le mode d'action des médicamens sur nos organes ; le principe vital modifie tellement les propriétés médicamenteuses des diverses substances que nous employons en médecine, que nous n'aurons jamais que des données incertaines et des notions plus ou moins hypothétiques, parce que la nature, dans ses fonctions, s'enveloppe toujours d'un voile impénétrable.

Convenons cependant que , malgré qu'aucun signe caractéristique n'indique d'une manière positive la cure de la syphilis ; quoiqu'elle soit exposée à des récidives comme la plupart des maladies ; et quoiqu'enfin nous ne puissions pas ex-

pliquer comment le mercure se comporte
chez les vénériens, on ne saurait douter
de la curabilité de cette opiniâtre affection ; penser différemment, ce serait le
comble de la folie, et une multitude de
témoins guéris réfuterait victorieusement
une opinion aussi erronée.

Cette assertion qui, au premier coup-
d'œil, peut paraître contradictoire aux
considérations que nous venons de discuter, acquiert un degré de vérité non-
équivoque, quand on considère que les
père et mère qui, dans leur enfance, ont
été affectés de scrophules, transmettent
ce virus à leurs enfans, malgré qu'ils aient
été parfaitement bien guéris ; d'où on
peut conclure par anticipation, qu'il est
possible que les parens transmettent le
virus vénérien à leurs enfans, quoiqu'ils
aient subi un traitement convenable, et
qu'ils n'aient plus aucun symptôme apparent.

Pour rendre ce corollaire plus clair et
moins douteux, nous allons déterminer

comment ce virus, qui paraît détruit, peut être transmis et se développer.

Mon sentiment sur la cure des maladies vénériennes, diffère peu de celui de *Mahon*. Je pense que le mercure introduit dans l'économie animale, sous telle forme que ce soit, divise et atténue tellement le virus vénérien, que son action délétère se trouve anéantie, et ne peut plus produire d'altération sur aucun des systèmes de l'individu qui en a été affecté, à moins que des causes qu'on ne peut apprécier ne donnent à ce virus une nouvelle énergie ; dans ce cas, il peut se reproduire sous des formes méconnaissables. Je pense aussi que la divisibilité du virus doit toujours être en rapport avec la quantité de mercure administré, et surtout selon que le mode de préparation aura été plus ou moins conforme à l'idiosyncrasie du malade : mais si ce virus ainsi attenué et presque neutralisé chez la personne affectée, est transmis à un sujet dont le principe vital est plus débilité, ou en moindre proportion, alors son action sera assez énergique pour développer chez lui tous les phénomènes vénériens. D'après cette opinion, il n'est pas probable qu'un homme qui, au moment de la fécondation, et après avoir subi un traitement méthodique, n'aurait plus aucun symptôme vénérien, puisse transmettre la syphilis à l'embryon, parce que la liqueur prolifique nécessaire pour activer les linéamens de l'embryon, étant en très-petite quantité, les particules vénériennes qu'elle pourrait contenir doivent être inappréciables, et par conséquent d'aucun effet : mais si nous appliquons cette théorie à la femme, nous serons convaincus de la possibilité de la transmission du virus vénérien de la mère à l'enfant, quoiqu'elle n'ait plus aucun vestige ostensible.

Dès que l'*aura seminalis* a vitalisé le germe, le col de la matrice se resserre sur lui-même, il devient imperméable, et cet organe conserve précieusement le dépôt que la nature lui confie ; dès cet instant, les liqueurs de l'homme n'ont plus aucune communication avec l'embryon, et ne peuvent plus exercer aucune influence sur lui ; mais dès cet instant aussi, les organes du nouvel être commencent à se développer aux dépens de la mère. Les liqueurs de cette dernière circulent bientôt dans les tubes vasculaires de l'embryon, et fournissent à sa nutrition pendant tout le tems de la gestation ; or, si la masse humorale de la femme contient quelque principe virulent, nul doute qu'il ne soit transmis à l'enfant avec la liqueur nutritive, et que tôt ou tard ce virus ne se développe chez lui, et ne produise des affections morbides ; c'est ainsi qu'une mère transmet à son fils tel ou tel virus, qui acquiert du développement à des époques plus ou moins éloignées de la naissance. On m'objectera peut-être que si véritablement le virus syphilitique se trouve combiné avec les molécules constituantes du sang de la femme, et qu'il circule ainsi dans les vaisseaux du fœtus; pourquoi ce virus devient-il inactif envers la mère? Et pourquoi n'affecte-t-il pas l'embryon dès les premiers instans de la conception? Ces questions seront faciles à résoudre; si l'on considère combien un traitement mercuriel, sagement administré, doit atténuer ce virus, et par conséquent le peu d'action qu'il reste aux particules vénériennes; si l'on fait attention ensuite que cette action doit se trouver annullée par l'énergie vitale de la femme (sans quoi elle aurait des symptômes vénériens plus ou moins apparens), on sera entièrement convaincu de l'inactivité du virus envers la mère. Ce n'est que de cette manière qu'on peut concevoir le mode de transmission de *Nisbeth*, quand il dit : que les enfans peuvent être imprégnés du mal vénérien par le virus qui circule dans la masse générale, sans que la mère en soit affectée. Ici le défaut d'action du virus envers la mère n'est dû qu'à la grande

divisibilité de ce même virus, et à l'énergie du principe vital de la femme : c'est
ainsi qu'on voit fréquemment des athlètes
vigoureux, doués d'une exubérance de
vitalité, s'exposer impunément à la contagion vérolique, sans en éprouver la
moindre affection.

Je suis persuadé que le principe vital
de la mère préserve l'embryon dans la
matrice de l'influence pernicieuse du virus syphilitique ; de manière que tant
que le fœtus est inhérent à sa mère, tant
que sa circulation se fait aux dépens d'elle,
le virus ne peut acquérir aucun développement : mais après la naissance, l'enfant
livré à sa propre circulation, n'ayant plus
les mêmes proportions d'énergie vitale,
et les particules vénériennes n'étant plus
assez divisées pour ne point affecter les
frèles organes qu'elles vont parcourir,
ne tarderont pas à développer chez lui
tous les phénomènes vénériens qu'on
observe chez les nouveau-nés, et que
Mahon a si bien tracé : c'est ici le mo-

ment d'examiner le second mode de transmission généralement admis par les écrivains.

J'ose croire qu'il serait très-difficile de prouver que la transmission de la syphilis de la mère à l'enfant puisse s'opérer différemment que par la voie de la circulation : de ce que le système, absorbant chez les enfans, paraît jouir d'une grande énergie (à en juger par l'accroissement rapide de leurs glandes) ; on ne doit pas en conclure que les lymphatiques cutanées aient la propriété d'absorber le virus vénérien, s'il n'est appliqué immédiatement sur leurs orifices ; cette manière de voir serait d'autant plus éloignée de la véritable marche de la nature, qu'aucun praticien n'ignore que pour communiquer la syphilis, il faut que le virus soit en contact immédiat avec une surface muqueuse, ou qu'il soit introduit par inoculation : d'après cette vérité pratique, et malgré la grande susceptibilité qu'ont les enfans à contracter les maladies contagieuses, je ne saurais me persuader que le virus syphilitique, appliqué sur la peau d'un nouveau-né, puisse être absorbé et produire chez lui des symptômes morbifiques ; aussi, je suis loin de partager l'opinion générale, savoir ; que le fœtus contracte la syphilis dans son passage par le vagin d'une mère affectée d'ulcères vénériens.

Si nous considérons ce qui se passe au moment de l'accouchement, nous serons convaincus de l'impossibilité de ce mode de transmission.

Dès que les membranes qui servent d'enveloppe au fœtus se déchirent, les eaux qu'elles contenaient s'écoulent, elles lavent et détergent le vagin, et entraînent, par cette ablution, toute la sanie virulente qui couvre la surface des ulcères (1) ; après un laps de tems plus ou moins long, la tête du fœtus s'engage dans le détroit

____

(1) Le degré de caloricité dont jouissent les eaux de l'*amnios*, ne laisse aucun doute sur la vérité de ce que j'avance.

inférieur du bassin; et là, les tégumens, en s'allongeant, se trouvent en contact immédiat avec les ulcères vénériens du vagin; mais les cryptes muqueux de ce canal membraneux filtrent en cet instant une abondante secrétion de mucosité, qui se trouve interposée entre les parrois du vagin et la région que présente le fœtus. Si c'est la tête qui s'engage, la touffe de cheveux est encore un corps intermédiaire; un obstacle non moins insurmontable à ce mode de transmission, est l'enduit gras et gluant qui se trouve fréquemment répandu sur toutes les surfaces de l'enfant; cette espèce d'adipocire, en obstruant l'orifice des absorbans, les paralyse dans leur fonction; et quand même cette foule d'obstacles n'existerait pas, il serait encore de toute impossibilité que ce virus, en contact avec la peau, fût absorbé, si on n'a préalablement enlevé l'épiderme. Joignez à toutes ces considérations, qu'il s'en faut de beaucoup que toutes les femmes soient

3*

affectées d'ulcères au vagin ; sur deux
cents malades infectées, que j'ai examiné
à l'Hospice des vénériens de Paris, je n'en
ai trouvé que six qui en fussent atteintes,
et ces ulcères n'étaient que des affections
secondaires, c'est-à-dire, que lors de l'invasion de la maladie vénérienne, ces femmes
n'avaient eu que des chancres aux nym-
phes, lesquels ayant été négligés, s'étaient
agrandis, et avaient envahi la partie an-
térieure et inférieure de la membrane
muqueuse du vagin ; enfin, si l'on com-
pare le nombre prodigieux d'enfans infectés de syphilis, au petit nombre de
mères affectées d'ulcères vénériens au
vagin, on sera intimement convaincu
que la transmission de la vérole, par contagion, ne saurait avoir lieu chez les nouveau-nés ; d'où je conclus, que telle partie que l'enfant présente dans le travail
de l'accouchement, et que tel espace de
tems que cette partie soit en contact avec
le vagin d'une mère infectée, même avec
des ulcères vénériens, l'écoulement des

eaux, le mucus vaginal, l'enduit onc-
tueux qui recouvre les tégumens de l'enfant, et surtout l'intégrité de l'épiderme,
annulleront toujours l'absorption du virus
vénérien ; et si cette absorption pouvait
avoir lieu par hasard, c'est qu'il y aurait
eu excoriation aux tégumens, et ce serait alors une véritable inoculation ; s'il
en était autrement, quel accoucheur vou-
drait s'exposer à une infection certaine
pour porter du secours à une femme
vérolée dans le travail de l'enfantement ?
Les personnes de l'art qui ont contracté
la syphilis en terminant un accouchement, avaient, sans doute, des excoria-
tions aux mains ; sans cela, elles eussent
été à l'abri de la contagion. J'ai eu nombre
de fois les doigts imprégnés de la sanie
des chancres et de l'humeur purulente
d'un foule de gonorrhées virulentes, sans
avoir jamais contracté la moindre affection vénérienne. Toutes ces considérations me paraissent suffisamment prouver
que la transmission de la syphilis de la

mère à l'enfant ne peut avoir lieu que par la voie de la circulation, et non par le passage de l'enfant à travers un vagin affecté d'ulcères vénériens. Cependant, comme il serait possible que les opinions que je viens d'émettre parussent aussi hypothétiques que celles des autres écrivains, étayons-les de plusieurs observations pratiques, et voyons si elles justifieront l'épigraphe de ce mémoire, et si elles fourniront surtout des preuves irréfragables de la transmission du virus vérolique d'une mère à son enfant, quoiqu'elle ait subi un traitement méthodique, et qu'elle n'ait plus aucun vestige vénérien.

Iʳᵉ. OBSERVATION.

En 1798, M. B..., d'un tempérament bilieux-sanguin, fut atteint d'une blennorhagie qu'il négligea; peu de tems après, ayant cohabité avec son épouse, il lui communiqua une gonorrhée virulente, accompagnée d'une quarantaine de verrues vénériennes, situées dans l'intérieur des grandes lèvres; je les traitai tous les deux avec la liqueur de *Van-Swieten* et le sirop sudorifique; au bout de deux mois de traitement, ils jouirent l'un et l'autre d'une santé parfaite. Trois mois après leurs guérisons, l'épouse de M. B... devînt enceinte; et sans accident ni cause connue, elle fit une fausse-couche au deuxième mois de sa grossesse. A peine rétablie, elle devint enceinte une seconde fois, elle n'éprouva d'autre incommodité qu'une dysurie, qui céda à l'usage des bains émolliens.

Son accouchement fut des plus heureux, mais les eaux de l'*amnios* répandirent une odeur extrêmement fétide; l'enfant était faible et délicat, il fut confié aux soins d'une nourrice saine. A peine un mois était-il écoulé, qu'on écrivit à la mère que l'enfant avait beaucoup de boutons entre les cuisses et aux parties génitales; à la fin du deuxième mois, la nourrice ramena l'enfant chez ses parens pour le faire soigner, il était dans un véritable état de marasme ; toute la peau était flétrie et ridée ; les yeux étaient couverts de chassie et constamment fermés ; les fesses, la partie supérieure et interne des cuisses, et les parties génitales, ne formaient plus qu'un large ulcère superficiel, mais qui rendait une suppuration fétide et abondante ; heureusement qu'il mourut huit jours après son arrivée. Le père et la mère, que je vois fréquemment, n'ont éprouvé aucun symptôme vénérien depuis leur guérison ; la mère a voulu subir un second traitement pour sa propre tranquillité.

IIe. OBSERVATION.

La veuve C....., âgée de 28 ans, d'un tempérament sanguin, et d'une constitution robuste, me fit appeler au mois de septembre 1799 pour deux dépôts laiteux, disait-elle, qui l'empêchaient de vacquer à ses occupations. En explorant les parties génitales de la veuve C....., j'y trouvai deux bubons inflammatoires, soixante verrues vénériennes occupant la face interne des grandes lèvres et le périné ; de plus, une gonorrhée dont l'écoulement était porracé. Je lui administrai un traitement mixte qui dura trois mois. Elle prit trente-deux frictions d'onguent mercuriel double de deux gros chaque, vingt-quatre grains de muriate de mercure oxigéné, et sept livres de bois sudorifiques en décoction.

Deux mois après son traitement, elle récupéra son embonpoint ordinaire. Son veuvage ne fut pas de longue durée ; car au commencement de 1801, elle se maria, et ne tarda pas à devenir enceinte ; la grossesse n'altéra nullement sa santé : son accouchement fut aussi prompt qu'heureux ; mais les eaux de l'*amnios* étaient verdâtres et d'une fétidité insupportable ; l'enfant était grêle et son cri plaintif. On choisit une nourrice d'autant plus saine, que j'eus soin de m'en assurer. Cinq semaines furent-elles à peine écoulées , que des pustules humides se manifestèrent aux parties génitales , elles envahirent bientôt l'anus , les fesses et l'intérieur des cuisses. Une ophtalmie vénérienne se joignit à ces symptômes non équivoques , et la nourrice le rendit à ses parens dans un état de consomption si avancé , qu'il mourut dix jours après son retour.

IIIᵉ. OBSERVATION.

Trois mois après la mort de cet enfant , la même dame C..... devint enceinte une seconde fois. Même embonpoint , même fraîcheur , aucun signe vénérien ne se manifesta chez elle , et ne communiqua par conséquent rien à son mari : au moment de l'accouchement , les eaux furent fétides et porracées ; l'enfant était aussi petit et aussi frêle que le premier. On le confia à une nourrice bien portante , que je visitai , et qui fut surveillée par une des parentes de madame C.... : à la fin de la cinquième se-

maine , apparition des symptômes vénériens ; des pustules humides se manifestèrent à la face , et plusieurs chancres oc-
cupèrent l'intérieur de la bouche ; à la
fin du deuxième mois , la nourrice re-
conduisit l'enfant chez sa mère ; il était
dans un état déplorable ; la peau était
collée sur les os , la figure était ratatinée,
et le front silloné comme celui d'un vieil-
lard décrépi ; les yeux étaient couverts
de chassie et ne pouvaient s'ouvrir ; un
ulcère hideux avait envahi toute la bouche , les parties génitales , l'intérieur des
cuisses et les fesses fourmillaient de pustules humides ; il mourut le sixième jour
de son arrivée. Mais l'infortunée nourrice avait deux chancres aux grandes lèvres ; elle fut obligée de subir un traite-
-ment anti-syphilitique.

Le mari de madame C.... mourut peu
de tems après d'une fièvre *ataxique* ou
maligne , sans avoir jamais éprouvé aucun symptôme de la vérole.

IVe. Observation.

'Au mois de décembre 1804, la même madame C.... se remaria pour la troisième fois : elle ne tarda pas à devenir enceinte. Le travail de l'accouchement ne fut pas de longue durée, mais les eaux de l'*amnios* furent aussi puantes et aussi verdâtres que les deux précédentes couches. Elle donna le jour à deux jumeaux plus frêles encore que les deux premiers enfans. Leur peau était flétrie, leur figure ridée, et leurs traits décomposés. Leur cri était faible et plaintif. Leur épiderme s'enlevait par lambeaux. Le cinquième jour de leur naissance, ils furent atteints d'un *ictère*, et ils moururent tous les deux, l'un au neuvième jour, et l'autre au douzième. Depuis son traitement, madame C.... n'a cessé de jouir d'une santé florissante ; elle n'a aucun symptôme vénérien ; elle ne communique rien aux hommes qui co-habitent avec elle ; mais elle n'en transmet pas moins le virus syphilitique à tous les enfans qu'elle met au monde.

V^e. OBSERVATION.

Au moment où ce travail allait être livré à l'impression, la même dame vient de me fournir le fait suivant.

Le 28 février 1807, je l'accouchai, pour la quatrième fois, d'un enfant mâle ; il était faible et peu développé ; les eaux de l'*amnios* ne furent ni troubles ni puantes. A mon insçu, et malgré ma défense, on confia le nouveau-né aux soins d'une nourrice qui, m'a-t-on dit, était saine. Le 8 avril, la nourrice écrivit que l'enfant avait des croûtes épaisses, d'un gris furfuracé, qui occupaient le front et tout le cuir chevelu ; que ces croutes étaient parsemées d'une foule de sillons profonds qui rendaient une suppuration abondante et fétide. Je ne doutai point un instant que cétte affection cutanée ne fût syphiliti-que, et que ce ne fût ce que les auteurs appellent la couronne de Vénus ; j'écrivis le même jour à la nourrice qu'il fallait sévrer l'enfant, et le mettre de suite à l'u-sage du muriate de mercure oxigéné, etc.

J'apprends aujourd'hui, 20 avril, que les croûtes commencent à disparaître, que la suppuration est presque nulle et sans odeur, ce qui me fait espérer que je serai assez heureux pour sauver son nourrisson. L'enfant n'ayant eu aucun symptôme vénérien à la bouche, la nour-rice a été jusqu'à présent à l'abri de la contagion.

Six années et demie se sont écoulées depuis la guérison de madame C..., et le virus vénérien, neutralisé et entièrement annulé pour elle, est transmis et se dé-veloppe chez tous ses enfans. Malgré cette transmission continuelle du virus, je pense que la mère doit être considérée comme guérie : car la cure de cette affection con-siste, 1°. dans la disparition de tous les symptômes ; 2°. dans l'impossibilité de communiquer la contagion dans l'acte vénérien ; 3°. dans la non reproduction de la vérole chez l'individu qui en a été affecté. Or , madame C.... réunit toutes ces considérations , donc elle est guérie. Aussi ce n'est pas pour établir des doutes sur la cure de la syphilis que je me suis déterminé à publier cet opuscule , mais pour convaincre les gens de l'art qu'une mère peut encore transmettre ce virus après sa guérison. Ce dernier événement vient de déterminer madame C.... à subir un second traitement anti-syphilitique , qu'elle avait refusé de faire jusqu'à ce jour. J'espère que les enfans qui naîtront après ce traitement seront à l'abri de la syphilis.

VIe. OBSERVATION.

M. Duchateau , chirurgien distingué et mon ami particulier , fut appellé en 1796 pour donner ses soins à madame San.... qui était enceinte de cinq mois , et affectée de plusieurs chancres placés à l'intérieur des grandes lèvres , et d'une gonorrhée virulente. Elle lui confia que

son mari était si libertin , qu'il n'était
presque jamais sans symptômes vénériens ; que malgré qu'elle eût subi plusieurs traitemens mercuriels , elle avait
perdu six enfans de la vérole , et qu'ils
étaient tous morts au deuxième mois de
leur naissance ; et qu'enfin , comme plusieurs de ses enfans avaient communiqué
cette terrible maladie à leur nourrice ;
elle s'était déterminée à les allaiter elle-
même.

M. Duchateau lui administra un traitement mixte qui dura deux mois ; il
employa la liqueur de *Van-Swieten* et les
frictions mercurielles : la malade ayant
suivi strictement ce qu'on lui avait pres-
crit , fut débarrassée d'une syphilis aussi
opiniâtre qu'invétérée : elle eut un accouchement naturel et sans le moindre
accident ; l'enfant , quoique petit , parais-
sait bien portant : au quinzième jour de
sa naissance , il était dans un état satis-
faisant : aussi mon ami s'applaudissait et
se flattait que son traitement méthodique

avait annullé, pour la mère et pour l'enfant, les effets pernicieux du virus syphilitique, mais son triomphe ne fut pas
de longue durée ; car à peine la sixième
semaine fut-elle révolue, que des pustules vénériennes affectèrent d'abord les
parties génitales du nouveau né, puis le
périné, l'anus, les fesses, et enfin presque toute la surface du corps. M. Duchateau n'hésita pas à le traiter : il employa les frictions mercurielles, en com-
mençant par un quart de gros d'onguent
mercuriel double ; il en augmenta gra-
duellement la dose à chaque friction jusqu'à un gros et demi ; il lui administra en
totalité deux onces d'onguent mercuriel.
Par le moyen de ce traitement, aussi
simple que facile, toutes les pustules disparurent. La nutrition qui avait été ra-
lentie par la présence du virus syphilitique, reprit de l'énergie et accéléra le
développement des divers organes de l'enfant, qui vécut en jouissant d'une santé
parfaite ; c'est le seul rejeton de cette fa-

mille qui ait échappé aux suites funestes de l'infection vénérienne. Depuis cette époque, la mère et l'enfant n'ont plus éprouvé aucun symptôme syphilitique.

VIIe. Observation.

Le D. *Gilbert*, à qui je suis redevable de plusieurs idées lumineuses sur la matière que je traite, a bien voulu me communiquer l'observation suivante :

« Elisabeth, âgée de 25 ans, et en-
» ceinte de six semaines, cohabita avec
» un homme infecté, et quatre jours
» après ce commerce impur, il se ma-
» nifesta aux grandes lèvres plusieurs
» pustules, qui étaient ulcérées au quin-
» zième jour du coït. Elle entra à l'hos-
» pice des vénériens de Paris au com-
» mencement de juin 18o5. Son traite-
» ment dura soixante jours : elle en sor-
» tit parfaitement guérie, après l'admi-
» nistration de 56 doses de liqueur de
» *Van-Swieten*, dix bains et trois mé-
» decines.

» Depuis sa sortie de l'hôpital , sa santé
» ne souffrit aucune altération ; mais au
» septième mois de sa grossesse, sans ac-
» cident ni cause connue , elle avorta
» d'un garçon faible et grêle : il n'avait
» aucun signe ostensible de syphilis ; ce
» qui détermina la mère à le confier aux
» soins d'une nourrice : ce ne fut qu'un
» mois après sa naissance que des pus-
» tules larges , rouges , tuberculeuses et
» humides se développèrent sur le scro-
» tum, à la partie interne des cuisses et
» la marge de l'anus ; de plus , deux pe-
» tits chancres aux commissures des lè-
» vres : la nourrice continua l'allaite-
» ment, et malgré l'affection vénérienne
» bien caractérisée de l'enfant , elle ne
» contracta l'infection qu'après la troi-
» sième semaine de l'apparition de la sy-
» philis chez son nourrisson ; ce ne fut
» qu'à cette époque que plusieurs pus-
» tules se développèrent aux grandes
» lèvres , ainsi qu'une blenorrhée ; ses
» seins furent à l'abri de l'infection ,

4 *

» quoique l'enfant eut des chancres aux
» commissures de la bouche. La nour-
» rice et son nourrisson entrèrent à l'hos-
» pice le 2 juin 1806 ; ils y furent traités
» et radicalement guéris ».

VIIIe. OBSERVATION.

M. D......., banquier, contracta une
gonorrhée qui, en raison de sa simpli-
cité, céda facilement à l'usage des bois-
sons délayantes, administrées pendant
vingt-deux jours seulement ; ayant joui
pendant l'espace de trois ans d'une parfaite santé, il se maria avec l'intime con-
viction d'être radicalement guéri. Peu de
tems après son mariage, son épouse devint enceinte, et vers le quatrième mois
de sa grossesse, il se manifesta aux grandes
lèvres plusieurs pustules humides ; elle
se trouva de plus affectée d'un catarrhe
vaginal ; le mari fut atteint à la même
époque d'une blenorrhée et de plusieurs
petites ulcérations chancreuses à la base
du gland. Les deux malades se confièrent

aux soins d'un médecin instruit, qui les traita par les frictions mercurielles et les sudorifiques. Ce traitement méthodique dura trois mois ; après quoi les deux époux furent exempts de toute incommodité.

Madame D......, à la fin du neuvième mois de sa grossesse, accoucha heureusement d'un garçon faible, mais bien portant, qui fut allaité chez ses parens par une nourrice fraîche et d'une constitution robuste. A la fin de la deuxième semaine, il se manifesta chez le nourisson une ophtalmie purulente, et une tumefaction érysipelateuse qui affectait la face, les fesses, le scrotum et la verge, avec complication d'un phimosis ; il y eut une disquammation considérable : on remarquait une foule de scissures plus ou moins profondes, desquelles suintait une matière séreuse et fétide qui, par son acrimonie, irritait toutes les parties circonvoisines. Ces scissures étaient très-multipliées autour des paupières, des oreilles , des lèvres et de l'anus ; elles existaient aussi sur toutes les rides du scrotum , aux plis des articulations, mais particulièrement à ceux des aînes ; enfin, cet enfant offrait l'image hideuse d'un ulcère, à la vérité , superficiel, mais qui avait envahi toute la surface de son corps.

Plusieurs médecins furent consultés , tant sur la nature de la maladie , que sur le mode de transmission , et ils furent unanimement d'avis, 1°. que le père et la mère étaient radicalement guéris ; 2°. que l'affection de l'enfant était évidemment vénérienne ; 3°. qu'il était probable que la syphilis avait été communiquée au nouveau-né par la nourrice ; quoique chez cette dernière, ni sur son propre enfant qu'elle allaitait auparavant, il ne se fût jamais développé aucun symptôme vénérien. Les gens de l'art se croyaient d'autant fondés à soupçonner la nourrice , que son mari ayant eu un chancre et un bubon (pour lesquels il n'avait subi aucun traitement) , avait cohabité plusieurs fois avec elle , mais elle n'avait eu aucune communication avec lui depuis qu'elle nourrissait l'enfant de madame D..... La nourrice , son propre fils et le nourrisson , furent soumis à un traitement anti - syphilitique , mais le nourrisson succomba au milieu du traitement.

IX⁰. Observation.

Quelques mois après ce fâcheux évènement , la même madame D..... devint enceinte une seconde fois ; et après avoir parcouru tout le tems de la gestation sans le moindre accident , elle accoucha aussi heureusement que la première fois , d'une fille faible , mais assez bien portante. On choisit une nourrice digne , tant par ses bonnes mœurs que par son excellente santé , d'allaiter cette riche héritière : en effet , son lait succulent ranima bientôt les forces languissantes de la petite fille ; mais malgré son embonpoint apparent , à la quatrième semaine de sa naissance et de son allaitement, il se développa chez elle presque les mêmes symptômes vénériens que chez son frère aîné. Quinze jours après l'apparition de l'éruption syphilitique de la petite fille, la nourrice éprouva les signes primitifs de l'infection vérolique : elle eut des gerçures pustulées aux mamelons, et des pustules humides aux parties génitales. Elles furent soumises toutes les deux à un traitement mercuriel, et dans l'espace de deux mois, elles furent totalement guéries.

X^e. OBSERVATION.

Vers la fin de Mars 1804, M. *Gautier*, chirurgien, fut appelé, pour la première fois, auprès de madame N. qui était en travail d'enfantement ; peu d'instans après son arrivée, les membranes se déchirèrent, et les eaux qui s'en écoulèrent étaient troubles et fétides, et l'accouchement fût aussi prompt qu'heureux.

Le lendemain, madame N... confia à

son nouvel accoucheur : qu'il y avait deux ans, qu'étant enceinte de quatre mois, et son mari ayant alors une gonorrhée et des chancres à la couronne du gland, lui communiqua une maladie vénérienne, caractérisée par des chancres aux grandes lèvres et une gonorrhée virulente. Ils subirent l'un et l'autre un traitement mercuriel par les frictions combinées avec les sudorifiques. Bientôt tous les symptômes vénériens disparurent, excepté un écoulement qui resta à la femme, mais dont la matière n'était nullement âcrimonieuse, puisqu'elle ne lui causait aucun sentiment douloureux. Le chirurgien qui les soignait, considéra cet écoulement comme une blénorrhée simple, semblable à celle dont la plupart des femmes sont affectées, et il les assura qu'ils étaient parfaitement guéris. Trois mois après leur guérison, madame N... avorta sans le moindre accident, d'un enfant mâle, qui ne vécut que trente-six heures.

Environ une année après cet avortement, elle accoucha heureusement d'une petite fille, qui fut confiée aux soins d'une nourrice saine : à peine quinze jours furent-ils écoulés, qu'il se manifesta chez la petite fille des pustules humides aux parties génitales, à la marge de l'anus, et peu de jours après des chancres aux commissures de la bouche ; la malheureuse nourrice ne tarda pas à participer à l'infection vénérienne, elle eut des chancres aux grandes lèvres et une gonorrhée virulente. L'enfant mourut vers la fin du deuxième mois, et la nourrice subit un traitement mercuriel aux dépens de ses parens.

Madame N... observa à M. *Gauthier* que son écoulement ne l'incommodait nullement, et qu'elle le soupçonnait d'autant moins vénérien, que depuis sa guérison, elle n'avait rien communiqué à son mari, quoiqu'elle n'eût cessé de cohabiter avec lui. D'après un pareil aveu, M. *Gauthier* ne voulut pas que l'enfant fut allaité par une nourrice, il conseilla de l'élever au biberon et de lui donner du lait de vache : au douzième jour de sa naissance, les mêmes symptômes vénériens que ceux de la petite fille se développèrent chez le nouveau-né, qui mourut le vingt-unième jour.

Malgré que le mari n'eût aucun vestige vérolique, et que son épouse n'eût qu'un catarrhe vaginal, M. *Gauthier* détermina cette dernière à subir un second traitement, elle y consentit ; il employa avec le plus grand succès le muriate de mercure oxigéné et le sirop sudorifique, l'écoulement disparut momentanément, car il reparut ensuite, mais il y a dix mois que madame N... a eu un quatrième enfant, qui jouit d'une santé florissante ; on ne doit attribuer l'existence de ce dernier qu'aux effets salutaires du second traitement, qui aura totalement annullé l'action du virus vénérien.

J'eusse pu cumuler un plus grand nombre de faits, si je n'eusse craint d'ennuyer le lecteur par leur uniformité, et si les bornes de ce mémoire me l'eussent permis ; je me suis contenté de consigner les plus saillans, et de tracer avec fidélité les phénomènes morbides qui se sont développés chez les enfans qui ont fait le sujet des observations que je viens de rapporter ; toutes ces histoires sont d'autant plus dignes de foi, qu'elles ne sont pas seulement le résultat de ma pratique, mais bien encore celui de plusieurs gens de l'art très-versés dans cette branche de la médecine.

Je ne dois point passer sous silence, et on l'aura remarqué, que les cinquième, sixième et septième observations ne coïncident point avec le sentiment de *Levret* et de *Moriceau*, ni avec celui de plusieurs hommes non moins célèbres, qui pensent qu'un traitement méthodique administré pendant la grossesse, met la mère et l'enfant à l'abri des funestes effets du virus syphilitique : certes, les médecins instruits, qui ont traité les trois femmes des observations précitées, n'ont rien négligé pour détruire chez elles le virus vérolique; leur traitement n'a fait que diviser et atténuer ce virus, de manière à ne pouvoir plus affecter aucuns de leurs systèmes; mais malgré la divisibilité du virus, ces femmes n'ont pas moins transmis à leurs enfans un principe virulent qui s'est développé chez eux peu de tems après leur naissance, et cela doit être ainsi, parce que la marche de la nature est presqu'invariable; de même qu'une femme enceinte, quoiqu'affectée de la contagion variolique, l'enfant qu'elle porte n'en est point exempt; de même, l'enfant d'une mère vérolée, quoique traitée pendant la gestation, ne sera pas toujours à l'abri des effets de ce virus.

Quant aux autres observations, elles prouvent d'une manière incontestable, 1°. qu'une femme atteinte de la syphilis, malgré qu'elle ait subi un traitement méthodique, après un tems plus ou moins long, peut transmettre ce virus aux enfans auxquels elle donne le jour; 2°. que c'est une erreur dangereuse de croire que le traitement d'une femme enceinte préserve toujours le fœtus de la vérole; 3°. que la transmission du virus syphilitique de la mère à l'enfant, a lieu par la voie de la circulation et non par le passage d'un enfant à travers un vagin même ulcéré; 4°. enfin, qu'il me paraît indispensable de faire subir un second traitement anti-vénérien à toute femme dont les enfans seraient imprégnés du virus syphilitique, malgré qu'elle n'ait aucun vestige apparent et qu'elle ne communique rien aux hommes avec lesquels elle cohabite ; et dans ce cas, le traitement que je conseille est plutôt pour mettre à l'abri de la vérole les enfans qui peuvent naître que pour la mère, car je la crois guérie. Pour remplir la tâche que je me suis imposée, il me reste à indiquer les moyens curatifs convenables aux enfans qui naissent avec le germe du virus vénérien ; mais pour procéder avec ordre, je vais d'abord tracer les caractères généraux qui peuvent faire soupçonner l'existence de ce virus chez les nouveau-nés. Je décrirai ensuite les caractères particuliers qui constituent la maladie.

Symptômes généraux.

La naissance des enfans vérolés est presque toujours prématurée; les eaux de l'*amnios* sont verdâtres, troubles et fétides (1), ce sont des êtres frêles, maigres et peu développés; ils sont flasques et ridés comme des vieillards, leurs traits sont ratatinés, leur cri est faible et plaintif. Leur épiderme s'enlève par lambeaux, quelquefois ils n'en ont presque pas; les glandes lymphatiques sont plus ou moins gonflées, leur peau est livide ou violette; on aperçoit des phlictaines sur différentes parties extérieures, ou bien des

---

(1) Ce symptôme n'appartient pas exclusivement aux syphilitiques.

pustules ou des ulcérations caractérisées par une couleur de cuivre ; d'autrefois, ce sont des taches semblables à celles des scorbutiques ; lorsque quelques-uns de ces symptômes existent, on a déjà une forte présomption pour croire le nouveau-né atteint de la syphilis : l'homme de l'art doit alors, avec tous les ménagemens et les égards qu'exige la situation d'une nouvelle accouchée, l'interroger sur les affections antérieures à sa grossesse, et sur celles qu'elle a pu éprouver pendant le cours de la gestation. Il ne doit point lui déguiser la maladie qu'il soupçonne à l'enfant ; et avec tant soit peu de perspicacité, il démêlera bientôt la vérité, parce qu'il est rare qu'une mère dissimule, quand on lui fait entrevoir les dangers qui menacent son fils : je conviens pourtant qu'il faut avoir une habitude particulière pour bien discerner. Il est essentiel d'avoir déjà observé plusieurs nouveaux nés syphilitiques pour ne pas s'y méprendre, car les symptômes véné-

riens ne sont pas toujours apparens; rarement en trouve-t-on plusieurs réunis
au moment de l'accouchement, quelquefois il en existe un ou deux, et le plus
souvent aucun. Le praticien qui sera convaincu, par quelques-uns des signes dé-
crits ci-dessus, que l'enfant porte le germe
du virus vérolique, soit qu'il obtienne
un aveu des parens ou non, il doit porter son prognostic avec assurance, et le
moyen prophylactique le plus urgent,
est de séquestrer l'enfant, à moins que
la mère le nourrisse; autrement, il faut
le faire élever au biberon avec du lait
de vache; il est, on ne peut plus essentiel, de ne point permettre qu'il soit alaité
par une nourrice.

Les troisième, septième, huitième et
neuvième observations fournissent des
exemples frappans des accidens terribles
auxquels sont exposées les malheureuses
nourrices. Pour prix de leurs soins ma-
ternels, elles reçoivent souvent un poison
virulent, d'autant plus dangereux pour la

société, qu'ignorant le caractère de leur maladie, elles n'y apportent aucun soin, et finissent presque toujours par infecter leurs maris et leurs propres enfans. C'est à la négligence du moyen que j'indique, et au défaut de vigilence des gens de l'art, qu'on doit attribuer, en partie, les progrès effrayans que cette cruelle maladie a fait de nos jours dans la plupart des campagnes, mais l'immoralité y a contribué pour le moins autant : on sentira aisément combien l'objet que je traite mérite l'attention des praticiens, puisqu'il peut singulièrement influer sur la population.

Symptômes particuliers.

L'enfant qui nait avec le principe vérolique jouit d'une santé plus ou moins satisfaisante jusqu'à la fin de la cinquième semaine, rarement jusqu'au-delà du quarantième jour ; à cette époque, les yeux deviennent rouges, les paupières sont gonflées, et les glandes de *méibonius* sont ulcérées avec suppuration ; c'est l'ophtal-mie vénérienne des adultes (1). C'est prin-cipalement vers les parties sexuelles où ce virus se développe le plutôt ; on y aperçoit presque toujours des pustules ul-cérées, elles gagnent de proche en proche, et ne forment bientôt plus qu'un large ulcère, qui envahit les parties génitales, l'anus, les fesses et l'intérieur des cuisses ; cette affection cutanée a beaucoup d'ana-logie avec la dartre écailleuse, il s'y forme souvent des sillons plus ou moins pro-fonds avec desquamation, comme dans cette espèce de dartre ; la tête et la face sont fréquemment couvertes de croûtes rebelles. Lorsque le sytème cutané a été ainsi affecté, le muqueux ne tarde pas à l'être ; on aperçoit des pustules aux commissures des lèvres, l'intérieur de la

____

(1) Ce symptôme est incertain, car j'ai observé cette affection chez plusieurs enfans exempts de ce virus.

bouche et du pharinx sont plus ou moins affectés d'aphtes ronds, dont les bords sont durs et relevés, tandis que leur centre est pâle et couënneux; c'est dans cette affection secondaire que les enfans transmettent presque toujours la vérole à leur nourrice : la fièvre lente ne tarde pas à s'emparer de l'enfant, le marasme survient, le dévoiement colliquatif le suit de près, et la mort termine ce spectacle effrayant, si l'homme de l'art n'a pu arrêter la marche rapide de cette affreuse maladie.

Traitement.

Dès que des symptômes caractéristiques ne laissent plus aucun doute sur l'existence de la maladie syphilitique chez un nouveau-né, il faut lui administrer de suite un traitement convenable à son âge et à sa constitution.

Jusqu'à ce jour les praticiens ont admis deux modes de traitement, l'un médiat et l'autre immédiat. Le premier a lieu par l'intermède d'une nourrice ou d'une chèvre ; on a prétendu qu'en frictionnant l'une ou l'autre, le mercure absorbé ne tardait pas à se combiner avec le lait, et que cet aliment, devenu médicamenteux, et introduit dans les voies digestives de l'enfant, devait annuller en lui les effets du virus syphilitique par les molécules mercurielles qu'il contenait ; c'est, suivant moi, on ne peut pas plus hypothétique, pour ne pas dire invraisemblable, de penser que les lymphatiques cutanés, en absorbant le mercure, vont le porter directement aux mammelles. Ce mode me paraît aussi vicieux que dangereux pour le nouveau-né, puisqu'il l'expose à ne pas être guéri ; car si un traitement, pendant la grossesse, ne met pas le fœtus à l'abri de la contagion vénérienne ; à plus forte raison, le traitement d'une nourrice ou d'une chèvre, sera encore plus insuffisant pour la guérison de l'enfant qui, dans ce cas, ne reçoit que le produit d'un seul organe secrétoire : ce moyen doit être entièrement abandonné par les praticiens, puisque l'expérience prouve qu'il est presque sans efficacité ; c'est pour cette raison que tous les enfans vérolés qui entrent à l'Hospice des vénériens de Paris, subissent un traitement particulier. Le second mode est presqu'infaillible, lorsqu'il est administré par des mains exercées.

Frictions mercurielles.

Plusieurs préparations mercurielles ont été proposées pour le traitement des enfans, 1°. les frictions mercurielles ; 2°. le mercure doux ; 3°. le muriate de mercure oxigèné ; 4°. le mercure alkali ; 5°. le mercure gommeux ; 6°. le sulfure de mercure en fumigations ; 7°. l'ammoniaque ; 8°. l'oxigène. Toutes ces préparations ont été alternativement rejetées par les uns et préconisées par les autres ; ce qu'il y a de plus constant, c'est que les frictions d'onguent mercuriel double, ou l'emploi à l'intérieur du muriate de mercure oxigèné, sont les deux médicamens qui ont toujours produits des résultats satisfaisans ; et malgré l'opinion défavorable que la plupart des praticiens ont eu de l'administration des frictions mercurielles aux nouveau-nés, on ne saurait disconvenir aujourd'hui de leur efficacité et de leur peu d'inconvéniens. Une chose assez difficile à expliquer, c'est l'absence presque totale de la salivation chez les enfans, elle est infiniment plus fréquente chez les adultes.

L'énergie considérable dont jouissent les absorbans cutanés à cette première époque de la vie, dispensent l'enfant des moyens préparatoires : on doit commencer de suite par frictionner la partie interne d'une jambe depuis la plante du pied jusqu'au genoux ; la première dose est d'un quart de gros d'onguent mercuriel double ; trois jours après, on administre la seconde friction à la partie interne de l'autre jambe, à la dose d'un demi-gros ; le neuvième jour, on administre la troisième à la partie interne d'une cuisse, à la dose de trois quarts de gros ; et le douzième jour, la quatrième à l'autre cuisse, la dose est d'un gros. Parvenu à cette époque, on peut frictionner le petit malade tous les deux jours ; on augmente la dose d'onguent d'un quart de gros à chaque friction jusqu'à celle d'un gros et demi, qu'on peut continuer jusqu'à ce que l'haleine devienne plus ou moins fétide : pour que la guérison soit radicale, il faut que l'enfant absorbe deux onces d'onguent mercuriel double ; on aura soin de lui administrer un ou deux bains chauds toutes les semaines, et de le purger tous les quinze jours avec un purgatif quelconque. La nourriture qui tient lieu de boisson doit être du lait de vache ou de chèvre, sucré, dans lequel on dissoudra trois gros de gomme arabique en poudre par chopine de lait, ou bien on y fera bouillir une cuillerée de gruaux de Bretagne, du riz ou d'orge perlé. Comme ces enfans se trouvent presque toujours dans un état de débilité, je conseille d'ajouter aux frictions une demi-once de sirop de kkina tous les deux jours pendant tout le tems du traitement.

Muriate de mercure oxigéné.
(Sublimé corrosif.)

Ce sel mercuriel est le moyen le plus héroïque qu'on puisse employer contre la syphilis ; ses succès ne sont jamais douteux toutes les fois qu'il est administré avec toute la prudence qu'exige un poison si actif. Presque tous les auteurs l'ont conseillé comme dernière ressource, dans les cas les plus désespérés, et des cures radicales ont souvent trompé leur attente. *Fabre* en rapporte deux exemples très-surprenans, et les accidens terribles qu'on a souvent observé après son usage, doivent être moins imputés au médicament, qu'à l'impéritie de ceux qui l'ont administré.

Cependant, il ne faut point se dissimu-
ler que si sa réussite dépend beaucoup
de la perspicacité du médecin, la manière dont ce médicament est préparé,
et les substances avec lesquelles il est in-
corporé, y contribuent pour le moins autant. Je me suis aperçu nombre de fois
que la dissolution de ce sel dans l'eau distillée était imparfaite ; car après quelques
heures de repos, on voyait au fond de la
liqueur un précipité blanc et plus ou
moins abondant. Si on agitait la liqueur,
elle se troublait aussitôt, ce qui annon-
cerait une décomposition qui ne doit être
attribuée qu'au peu de soins que la plupart des pharmaciens apportent dans la
préparation de ce médicament, qui en
exige plus qu'on ne saurait le croire. Il
n'est pas indifférent non plus d'associer ce
sel avec telle ou telle substance. M. *Des-
touches*, pharmacien, s'est convaincu,
par de nombreuses expériences, que lorsqu'une dissolution de muriate de mercure
oxigèné était en contact avec une partie

extractive quelconque, ce sel était de suite presqu'entièrement décomposé ; c'est sans doute à cette décomposition chimique que sont dues les cures, souvent palliatives, opérées par ce médicament, lorsqu'on l'incorpore dans le sirop de *Cuisinier;* pour éviter ces inconvéniens, je le fais préparer de la manière suivante.

Prenez Eau distillée pure (1).., , : : 8 onces.

Muriate de mercure oxigèné. : 2 grains.

Gomme arabique en poudre. . demi-onc.

Sucre................ q. s.

Cette préparation pharmaceutique doit être faite dans un mortier de verre, qu'on aura soin de rincer avec de l'eau distillée, pour être sûr qu'il n'entre dans le mélange aucune partie extractive ; on peut, moyennant ces précautions, ré-

---

(1) A l'aide du muriate de barrite, on s'assure de la pureté de l'eau distillée.

pondre des succès de ce médicament, parce qu'on l'administre dans toute sa pureté.

On donnera à l'enfant une cuillerée à café de ce mélange tous les matins ; et dans la journée, une demi-once de sirop de kkina en plusieurs doses, et tous les deux jours seulement ; il est nécessaire de continuer l'usage du sirop pendant un mois. On administrera aussi un bain chaud par semaine, et un purgatif tous les quinze jours ; sept ou huit grains de muriate de mercure oxigèné suffisent pour guérir un enfant. On ne peut pas se faire une idée de la rapidité avec laquelle ce sel opère un changement notable chez les nouveau-nés : ils passent subitement de la mort à la vie ; il arrive souvent qu'au dixième jour de son usage, tous les symptômes ont disparu, mais il faut bien se garder de croire à la guérison ; et malgré que l'enfant n'ait plus aucune trace apparente de syphilis, on continuera le traitement pendant deux mois.

Je termine ce mémoire en déclarant que je n'ai pas la folle prétention d'avoir entièrement éclairci les questions physiologiques que je viens de discuter ; elles offrent tant d'obscurité, que la solution la plus lumineuse laisserait encore beaucoup à desirer. Je ne me dissimule point non plus, que les faits que j'ai rapporté, quoique très-concluans, ne sont point assez nombreux pour pouvoir établir des règles invariables : j'ai voulu seulement éveiller l'attention des gens de l'art, sur une matière d'autant plus ignorée, que les auteurs ne l'avaient, pour ainsi dire, que signalée. Au surplus, j'en appelle à l'expérience des praticiens ; c'est elle qui sanctionnera l'opinion que j'ai émise ou qui la réfutera, comme étant plus ou moins erronnée ; dans le premier cas, j'aurai la consolation d'avoir coopéré à la conservation d'une foule d'enfans, et d'avoir préservé plusieurs nourrices de la contagion vénérienne ; et dans le second, on me saura peut-être gré de mon amour pour le travail.

FIN.

Page 47, *ligne* 3, au lieu de *considérations*, *lisez* conditions.

www.ingramcontent.com/pod-product-compliance
Ingram Content Group UK Ltd.
Pitfield, Milton Keynes, MK11 3LW, UK
UKHW022333070726
13614UKWH00003B/1059